CONTRIBUTION A L'ÉTUDE

DU

TRAITEMENT DES RUPTURES TRAUMATIQUES

DE LA PORTION BULBAIRE DE L'URÈTHRE

PAR

Daniel GALIBERT

DOCTEUR EN MÉDECINE DE LA FACULTÉ DE PARIS
MÉDECIN DE LA MARINE

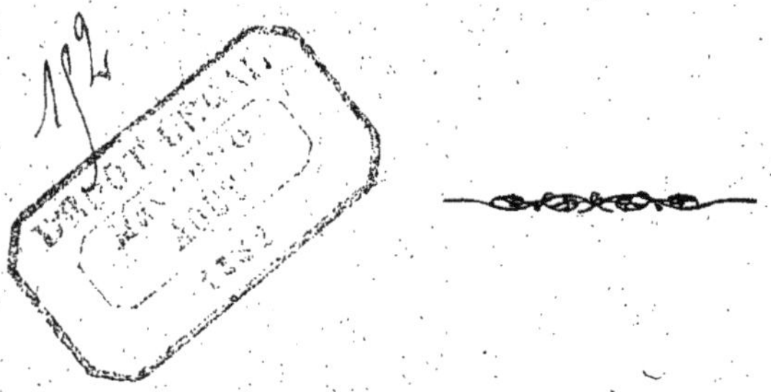

PARIS

ALPHONSE DERENNE

Boulevard Saint-Michel, 52

1882

CONTRIBUTION A L'ÉTUDE

DU

TRAITEMENT DES RUPTURES TRAUMATIQUES

DE LA PORTION BULBAIRE DE L'URÈTHRE

PAR

Daniel GALIBERT

DOCTEUR EN MÉDECINE DE LA FACULTÉ DE PARIS

MÉDECIN DE LA MARINE

PARIS

ALPHONSE DERENNE

Boulevard Saint-Michel, 52

1882

A LA MÉMOIRE DE MA MÈRE

A MON PÈRE

A MON FRÈRE, A MES SŒURS

A MES PARENTS

A MES AMIS

CONTRIBUTION A L'ÉTUDE

DU

TRAITEMENT DES RUPTURES TRAUMATIQUES

DE LA PORTION BULBAIRE DE L'URÈTHRE

INTRODUCTION

Ayant eu l'occasion, pendant le cours de nos études dans les hôpitaux de la marine, d'observer quelques cas de ruptures traumatiques de la portion bulbaire de l'u-rèthre, nous avons songé à en recueillir les observations et à en faire le sujet de notre thèse inaugurale.

La question des ruptures traumatiques de l'urèthre est relativement récente. Les indications que présente le traitement n'ont été nettement établies que dans ces dernières années et encore tous les chirurgiens sont-ils loin d'être complètement d'accord.

En abordant ce sujet, nous n'avons pas pour but d'apporter une solution aux points encore controversés, notre faible bagage scientifique ne nous le permet pas ; nous voulons seulement publier quelques nouveaux faits, faire con-naître les résultats obtenus et les mettre en rapport avec la méthode thérapeutique employée.

Galibert   2

HISTORIQUE

En consultant les traités classiques de pathologie externe ou les ouvrages spéciaux sur les maladies des voies urinaires qui ont paru dans la première moitié de ce siècle, on voit que les chirurgiens portant presque exclusivement leur attention sur une des conséquences des traumatismes de l'urèthre, le rétrécissement cicatriciel, insistent particulièrement sur sa gravité, sa dureté, sa tenacité qui le rendent souvent rebelle aux ressources chirurgicales, et se bornant à décrire sommairement les lésions primitives, ne donnent que de courtes indications thérapeutiques à leur sujet. Ainsi Chopart, Desault, Dupuytren signalent la rétention d'urine comme une conséquence possible des contusions du périnée. Velpeau, dans sa thèse sur la contusion de tous les organes, étudie le mécanisme de la rupture de l'urèthre et l'attribue à l'attrition de cet organe sur la face antérieure de la symphyse. Après lui, Franc, dans son mémoire sur les rétrécissements traumatiques, consacre un chapitre spécial aux lésions qui les occasionnent. Il reconnaît qu'elles siègent le plus souvent entre l'aponévrose de Carcassonne et le ligament suspenseur, et en décrit sommairement le mécanisme et la symptomatologie.

A partir de 1850, l'attention des chirurgiens semble plus spécialement attirée vers le sujet qui nous occupe. Reybard assigne le même siège que Franc à la rupture de l'urèthre ; et attribuant tous les troubles de la miction à la tumeur périnéale dont il étudie le mode de formation, il conseille déjà de ne pas s'attarder à combattre la rétention d'urine par les émissions sanguines ou les émollients, mais de recourir d'emblée aux grandes incisions du périnée et de couper le canal de l'urèthre dans toute son épaisseur.

Demarquay donne ensuite un procédé pour aller à la recherche du bout postérieur de l'urèthre divisé. Vidal de Cassis, Nélaton, Civiale, résument les travaux de leurs devanciers ; enfin Thompson, Voillemier consacrent un article à ce point de chirurgie.

Malgré tous ces travaux, malgré les thèses publiées à ce sujet de 1863 à 1874, malgré le mémoire du D' Notta à la Société de Chirurgie de 1875, la question du traitement des ruptures de l'urèthre était assez obscure pour que M. Cras, professeur à l'École de médecine navale de Brest, ait pu dire à la Société de Chirurgie : « Le chirurgien aux
« prises avec une rupture traumatique de l'urèthre, lésion
« grave pour le présent, pleine de sombres pressentiments
« pour l'avenir, ne trouvera pas dans ses livres classiques
« une solution catégorique, des préceptes formels qui
« s'imposent par leur évidence. Une trop grande part est
« laissée à l'inspiration personnelle et la thérapeutique
« reste indécise alors qu'il faut agir avec résolution. »

Dans son important mémoire à la Société de Chirurgie en 1876, M. Cras cherche à préciser davantage le siège de la lésion uréthrale et démontre que si dans quelques cas rares le canal de l'urèthre peut être écrasé sur la face antérieure de la symphyse comme le croyait Velpeau, il est le plus souvent repoussé et « coincé » sur la partie la plus élevée d'une des branches descendantes du pubis, le corps contondant pénétrant obliquement dans l'angle du périnée. Passant ensuite en revue l'anatomie pathologique et la symptomatologie de la lésion, il en donne une description magistrale, distingue trois degrés dans la rupture et cherche à tracer des règles thérapeutiques applicables à chaque degré.

Ce mémoire et l'excellent rapport de M. le professeur Guyon soulevèrent une savante discussion à Société de Chirurgie. Les éminents chirurgiens qui y prirent part, d'accord sur la nécessité d'une intervention active dans les cas spécifiés par MM. Cras et Guyon, ne purent s'entendre sur le meilleur mode de traitement.

Depuis lors, la science s'est enrichie d'une importante monographie sur les ruptures de l'urèthre, due à M. le Dr Terrillon, professeur agrégé à la Faculté ; et dans ses leçons de cliniques sur les maladies des voies urinaires professées à l'hôpital Necker, M. le professeur Guyon, abordant l'étude des traumatismes périnéo-bulbaires, en a donné une description complète et a tracé d'une façon très nette les règles thérapeutiques applicables à chaque cas.

Dans le courant de cette étude, nous reviendrons fréquemment sur cet excellent chapitre et nous serons souvent obligé d'y faire de larges emprunts.

———

ETIOLOGIE

La portion bulbaire de l'urèthre, par sa fixité entre l'aponévrose de Carcassonne et le ligament suspenseur, par sa situation au sommet de l'ogive formée par les branches ischio-pubiennes est bien plus exposée que les autres à l'action vulnérante des violences extérieures. C'est elle qui est le plus souvent lésée dans les traumatismes du périnée.

Les causes de sa rupture sont nombreuses, M. Terrillon les classe sous deux chefs : « tantôt » dit-il « le « blessé fait une chute sur le périnée, et rencontre un « obstacle qui constitue le corps contondant ; tantôt il re- « çoit un coup, un choc sur la région périnéale. Dans le « premier cas, c'est le périnée qui se contusionne sur un « obstacle, dans le second, la violence agit sur le périnée « au repos. »

Dans la première variété, il range les chutes à califour- chon sur une vergue, un cordage tendu, la fargue d'une embarcation comme on l'observe si fréquemment dans la marine, les chutes sur une roue de voiture, sur les bar- reaux d'une échelle, sur une poutre, le dossier d'une chaise, d'un banc ou même sur le talon d'une botte, l'an- gle d'une pierre, comme on en trouve quelques exemples. Dans la seconde variété, figurent les coups de pied de cheval, les coups de pied donnés par un homme, le corps étant accroupi ou penché en avant, le périnée faisant saillie en arrière.

Quelle que soit la nature de la cause, l'intensité du traumatisme de l'urèthre dépend non-seulement de la chute ou de la violence du coup, mais elle est aussi en rapport avec les dimensions du corps contondant. Pour que l'urèthre soit divisé, il faut en effet, que le corps contondant puisse l'écraser sur un plan osseux. Son action sera donc plus efficace, si son volume lui permet de pénétrer dans l'angle du périnée sans être arrêté par les tubérosités ischiatiques.

Nous avons vu plus haut que Velpeau définissant la rupture de l'urèthre, l'attrition de cet organe sur un plan osseux, avait admis que dans tous les cas de rupture de la portion bulbaire, ce plan résistant était constitué par la partie antérieure de la symphyse. Nous avons vu aussi que M. Cras, tout en admettant ce mécanisme dans quelques cas, avait démontré qu'il était plus fréquent de voir le corps contondant, s'il était petit surtout, toucher d'abord une des branches de l'ogive pubienne et écraser l'urèthre sur le sommet de la branche du côté opposé.

Les expériences de M. Terrillon sur le cadavre sont venues confirmer dans la plupart des cas l'opinion défendue par M. Cras.

ANATOMIE PATHOLOGIQUE

Le canal de l'urèthre constitué dans toute son étendue par une paroi muqueuse soutenue par une coucne élastique et musculaire, s'adosse au niveau de la portion périnéale antérieure à un organe érectile, le corps spongieux et le bulbe. « Si la muqueuse » dit M. Guyon « en est parfaitement distincte, elle lui est parfaitement unie et cette union est d'autant plus intime qu'il n'y a pas sous la muqueuse de tissu cellulaire comme pour l'œsophage ou la vessie. » Aussi les auteurs considérent-ils cette paroi érectile comme faisant partie intégrante du canal de l'urèthre à ce niveau. Dans les traumatismes du périnée, le corps spongieux ou le bulbe peut être seul intéressé. D'auter sfois la lésion atteint à la fois l'organe érectile et la muqueuse. L'aponévrose qui le limite inférieurement et le sépare du périnée peut également être déchirée, en sorte qu'on peut avec M. le D\u02b3 Terrillon reconnaître trois degrés dans les ruptures de l'urèthre :

Premier degré. — Rupture du corps spongieux seul. Les alvéoles déchirées ont formé une cavité anfractueuse dans laquelle le sang peut s'épancher et former la tumeur intra-pariétale de Reybard.

Deuxième degré. — A la rupture du corps spongieux s'ajoute une érosion ou une déchirure de la muqueuse urèthrale.

Troisième degré. — Le corps spongieux est rompu. L'aponévrose inférieure d'enveloppe est déchirée, la muqueuse est divisée. Il s'est formé une sorte de caverne fermée en bas par les parties molles du périnée plus ou moins contuses et communiquant largement en haut avec le canal de l'urèthre.

Un fait important et sur lequel tous les auteurs depuis Franc ont attiré l'attention, c'est que la muqueuse ne peut être divisée sans que les parties spongieuses qui l'avoisinent ou l'entourent immédiatement ne soient elles-mêmes largement déchirées. Reybard avait cherché à en donner une explication et il disait : « Si le tissu spongieux n'avait
« pas plus d'épaisseur sur le vivant que sur le cadavre il
« deviendrait difficile de concevoir pourquoi sa trame serait
« profondément lésée plutôt que les couches du périnée
« les premières exposées au choc de la contusion. Car,
« quoi qu'en dise M. Franc, les cellules spongieuses ne sont
« pas plus friables que celles du tissu cellulaire. Elles
« offrent au contraire plus de résistance et de solidité.
« Mais et c'est là le point essentiel, elles sont gorgées de
« sang pendant la vie et c'est dans la condition de leur
« turgescence et de leur plénitude qu'on trouve la raison
« de leur déchirure. Elles se brisent par l'effort du sang
« qui en est tout à coup chassé. Elles crèvent à la manière
« d'une vessie remplie d'eau qu'on soumet à une brusque
« et violente compression. »

La plupart des observations publiées démontrent que la déchirure de la muqueuse a lieu en travers ainsi que l'avait déjà indiqué Voillemier. M. le D\u1d63 Petit a relaté dans ces dernières années une observation où on avait pu croire à

une déchirure longitudinale. Mais ce seul cas non suivi
d'autopsie ne peut pas infirmer la règle générale.

Le siège anatomique de la rupture de l'urèthre avait
d'abord été localisé entre l'aponévrose de Carcassonne et
le ligament suspenseur. M. Cras dans son mémoire a voulu
préciser davantage, et se fondant sur les faits de sa pratique autant que sur la critique raisonnée des observations
rapportées par les différents auteurs, il s'est efforcé d'éta-
blir que la lésion était presque exclusivement bulbaire et
n'intéressait que rarement la paroi supérieure du canal
uréthral. M. le professeur Guyon a montré que cette manière de voir était exclusive et il a cité le cas rapporté dans
la thèse de M. le Dr Cazaux où une rupture complète sié-
geant en avant du bulbe avait été constatée à l'autopsie.
La pièce anatomique avait été déposée au musée de l'hôpital Necker. En 1878 M. Cras, revenant sur sa première
opinion, communiquait à la Société de chirurgie une observation où la paroi supérieure était manifestement atteinte.
D'autres faits analogues ont été publiés. Dans quelques cas
il a été impossible de préciser le siège de l'étendue de la
lésion. Néanmoins l'intégrité de la paroi supérieure est
assez fréquente et ce fait a une grande importance, ainsi
que nous le verrons plus loin, pour le cathétérisme.

Avec ces lésions de l'urèthre l'état des parties voisines
est variable. On a pu observer des ecchymoses étendues
du plancher périnéal, des déchirures musculaires intéres-
sant le plus souvent le bulbo-caverneux et même la frac-
ture des branches ischio-pubiennes. Cette dernière lésion
présente une gravité spéciale. Elle est heureusement fort
rare dans les cas qui nous occupent.

SYMPTOMATOLOGIE

La symptomatologe de l'affection est toujours là même
et ne présente guère que des différences de degré. Au moment de l'accident, le blessé éprouve une violente douleur
au périnée. Puis il s'écoule une certaine quantité de sang
par le méat. Au bout d'un temps variable la douleur primi-
tive disparaît et le blessé peut reprendre le travail qu'il
avait interrompu. Quelques heures après, s'il éprouve le
besoin d'uriner il ne peut le satisfaire ; malgré de violents
efforts qui causent d'atroces douleurs il n'arrive qu'à expulser quelques gouttes de sang comme chez le malade qui
fait le sujet de l'observation n° III ; ou si la miction est
possible, l'urine en traversant le canal lui fait éprouver
une sensation de brûlure insupportable. Dans les deux cas
le chirurgien est appelé ou pour combattre la rétention
d'urine ou pour arrêter l'hémorrhagie. Celui-ci trouve souvent le périnée ecchymosé et peut parfois dès les premières
heures y constater la présence d'une tuméfaction plus ou
moins circonscrite.

Ainsi quatre symptômes principaux dominent la scène, ce
sont : la douleur, l'uréthrorrhagie, les troubles de la
miction et la tumeur périnéale. Passons successivement
en revue chacun de ces symptômes.

Douleur. — La douleur est le premier symptôme éprouvé
par le malade au moment de l'accident, Assez vive chez
les uns pour déterminer une syncope, elle est assez faible

chez les autres pour leur permettre d'interrompre à peine leur travail. Limitée parfois au point contus, elle présente ailleurs des irradiations multiples.

On a attribué cette douleur à la déchirure incomplète de la muqueuse uréthrale et on a dit qu'elle était d'autant plus vive que l'éraillure était moins profonde, le tiraillement d'un nerf étant toujours plus douloureux que sa section complète. Mais il faudrait aussi tenir compte de la sensibilité exquise des parties superficielles du périnée dont les nerfs sont toujours plus ou moins contus par le traumatisme. L'intensité de la douleur n'a d'ailleurs aucune valeur diagnostique ; elle dépend autant de la sensibilité de l'individu que de la hauteur de la chute ou de la violence de la contusion.

Uréthrorrhagie. — Symptôme pathognomonique de la déchirure de la muqueuse uréthrale, l'écoulement de sang par le méat peut être plus ou moins abondant, se borner à un léger suintement qui passerait inaperçu si on ne prenait le soin d'examiner le linge du malade, ou constituer une véritable hémorrhagie.

Il apparaît souvent immédiatement après l'accident, et peut persister plusieurs jours ou même plusieurs mois suivant quelques auteurs. Ordinairement cette hémorrhagie s'arrête d'elle-même. Aussi quelques chirurgiens ont-ils pu la regarder comme favorable. Reybard conseillait même de la favoriser. Dans quelques observations elle a pu par son abondance et sa durée devenir assez inquiétante pour obliger le chirurgien à intervenir. Un cas de ce genre traité par Broca a été publié dans la thèse du Dr Larmande et M. le professeur Richet, dans une circonstance analogue, fut obligé d'appliquer sur le méat une pince compressive. Cette complication est heureusement fort rare. Mais l'-coulement après s'être arrêté spontanément peut reparaître sous l'influence des efforts de miction. Les tentatives de cathétérisme le renouvellent fréquemment en détachant un caillot qui obturait le calibre du vaisseau lésé.

La quantité de sang qui s'écoule par le méat ne représente pas tout le sang extravasé ; une partie s'épanche dans la caverne formée par la déchirure du corps spongieux pour constituer la tumeur périnéale. Quelques auteurs ont prétendu que le sang pouvait aussi refluer dans la vessie et produire une hémorrhagie interne. Il est bien démontré aujourd'hui que le passage d'un liquide de l'urèthre antérieur dans l'urèthre postérieur et la vessie est empêché par le sphincter uréthral, ce reflux est donc impossible lorsque la portion spongieuse de l'urèthre est seule atteinte.

L'abondance de l'hémorrhagie n'est pas toujours en rapport avec la gravité de la lésion uréthrale. Elle indique plutôt la nature des vaisseaux lésés. Lorsque par son abondance, sa durée, elle menace la vie du malade, on doit soupçonner une déchirure de l'artère bulbaire.

Troubles de la miction. — Les troubles de la miction sont généralement proportionnés à la gravité de la lésion. Dans les cas graves, la rétention d'urine sera complète et se montrera aussitôt après l'accident. Malgré les plus grands efforts le malade ne pourra expulser une seule goutte d'urine. Dans les cas légers la miction sera possible mais difficile et douloureuse. Entre ces deux extrêmes, on peut observer toutes les variétés. Ce rapport n'existe pas toujours. La rétention d'urine peut être complète immédiatement après l'accident et disparaître ensuite. M. le professeur Lefort en a cité des exemples. Dans d'autres cas, le malade a pu expulser le contenu de sa vessie lorsque les mictions deviennent imposibles.

On a fait intervenir plusieurs causes pour expliquer les troubles de la miction. On a invoqué la commotion de la vessie, la contracture du col ou de la portion membraneuse de l'urèthre. On expliquerait ainsi les rétentions passagères qui surviennent après l'accident.

Le gonflement inflammatoire ne peut guère entrer en ligne de compte. C'est plutôt une cause adjuvante, car la miction est impossible avant que ce gonflement ne soit bien manifeste.

Reybard a fait jouer un grand rôle à la tumeur intra-pariétale. Pour lui, le sang épanché dans sa tumeur, limité en bas par la membrane fibreuse d'enveloppe du bulbe ou du corps spongieux, membrane inextensible, refoule la paroi inférieure de la muqueuse uréthrale, élastique et dépressible, et l'applique sur la paroi opposée. Cette explication est très rationnelle mais elle ne peut rendre compte de tous les cas.

Enfin on a attribué l'oblitération du canal de l'urèthre à la présence dans sa cavité de caillots sanguins. Cette cause est d'autant plus efficace que les deux bouts du canal, par suite de leur élasticité, se sont rétractés à la façon d'une artère divisée. L'oblitération par un caillot est seule vraisemblable lorsque, comme dans l'observation n° III, la sonde sans pénétrer dans la vessie a rétabli la miction.

Tumeur périnéale. — Le sang qui s'épanche dans la

caverne formée par la déchirure du corps spongieux se tra-
duit au périnée par une tumeur variant du volume d'un œuf
de pigeon à celui d'un œuf de poule, mais pouvant parfois
acquérir des dimensions assez considérables pour être com-
parée à une tête de fœtus à terme. Cette tumeur située sur
la ligne médiane est douloureuse à la pression, irréductible.
En la mallaxant on peut la déprimer et quelquefois faire sortir des caillots de sang par l'urèthre mais on n'arrive jamais
à la réduire complètement. Elle est fluctuante, à fluctuation
profonde.

Tantôt elle se montre immédiatement après l'accident,
tantôt elle n'apparaît que plus tard. Le Dr Thibault dans
sa thèse a publié une observation où elle ne s'est montrée
que le sixième jour. En même temps que la tumeur on
peut trouver au périnée des ecchymoses plus ou moins
étendues. Dans les cas légers il n'y a souvent ni tumeur ni
ecchymoses appréciables.

En dehors de la syncope qui peut être occasionnée
par la douleur et dont nous avons parlé, on n'observe jamais de phénomènes réactionnels généraux. S'ils se présentent ils sont le fait d'une complication.

DIAGNOSTIC.

Tels sont les symptômes présentés par les malades. Les commémoratifs, la douleur, les troubles de la miction, la tumeur périnéale, l'uréthrorrhagie, rendent le diagnostic facile. Il est plus difficile de préciser le siège et l'étendue de la lésion. Dans ce cas, dit M. le professeur Guyon « Comme dans la plupart des affections urinaires le dernier mot du diagnostic et le premier acte du traitement appartiennent au cathétérisme, mais comme dans beaucoup d'autres circonstances le cathétérisme n'est exempt ni d'inconvénients ni de dangers et il ne doit être pratiqué qu'avec la plus grande réserve. »

Pour classer d'une façon méthodique les divers cas qui se présentent dans la pratique, MM. Cras et Guyon et les auteurs qui ont, après eux, écrit sur le sujet admettent des cas légers, des cas moyens et des cas graves. Cette division tout artificielle correspond aux nécessités de la clinique et comme nous le verrons plus loin a une grande importance pour le traitement. Nous ne pouvons mieux faire que d'emprunter à M. Guyon les caractères différentiels qu'il en a tracés dans ses savantes leçons cliniques.

« *Cas légers.* » — « La miction, dit-il, est possible et non-
« douloureuse. Il se peut cependant qu'il y ait difficulté
« ou impossibilité momentanée d'uriner, mais ces phéno-
« mènes ne persistent pas. Il y a souvent écoulement de
« sang par le méat, mais cet écoulement est peu abondant

« La tumeur périnéale peut exister.

« Si l'on sonde le malade, on peut aisément passer
« l'instrument explorateur.

Cas de moyenne gravité. — « La miction est difficile
« et douloureuse.

« Il y a eu écoulement de sang par le méat immédiate-
« ment après l'accident... Cet écoulement persiste en
« dehors des mictions et augmente sous leur influence.

« La tumeur périnéale est très petite et peut n'être pas
« appréciable immédiatement.

« Le cathétérisme est possible, mais il fait saigner
« abondamment et on risque fort de s'égarer si on aban-
« donne la paroi supérieure.

Cas graves. — « La rétention d'urine est complète.

« L'écoulement de sang par le méat souvent abondant.

« La tumeur périnéale est volumineuse.

« Le cathétérisme est impossible ou trop difficile. »

Ainsi caractérisée, la maladie aura une marche variable suivant la gravité de la lésion. Si le tissu spongieux est seul atteint, si la muqueuse uréthrale est restée intacte, le sang épanché se résorbe le plus souvent, la caverne bulbaire se cicatrise. Mais le tissu de nouvelle formation possédant la rétractilité propre aux tissus cicatriciels, le rétrécissement de l'urèthre pourra en être la conséquence. Dans quelques cas la résorption du sang n'est pas complète ; il reste autour de l'urèthre une induration circonscrite, une virole qui comprime le canal et diminue son calibre.

Lorsque le tissu érectile étant atteint comme précédemment la muqueuse est éraillée ou divisée, les phénomènes consécutifs ne sont pas toujours les mêmes. Tantôt la plaie de la muqueuse se cicatrise et les complications sont évitées ; tantôt la poche sanguine s'enflamme, l'urine se mélange au sang épanché et il se forme un foyer purulent à produits puttides, en rapport avec l'urèthre. La destinée de cet abcès est variable. Tantôt il détermine des phénomènes généraux de septicémie fort graves, tantôt la réaction fébrile est moins intense, des pressions sur la tumeur vident son contenu jusqu'à ce que la suppuration s'étendant aux parties voisines, il se forme une fistule. L'urine alors s'écoule par le périnée, le bout antérieur de l'urèthre ne remplissant plus ses fonctions normales se rétrécit progressivement et le rétablissement du cours normal des urines devient d'autant plus difficile que la fistule est plus ancienne.

Dans d'autres circonstances on voit l'urine se frayer un passage à travers les tissus du périnée et produire une infiltration urineuse plus ou moins étendue avec toutes ses conséquences. Cette infiltration est d'autant plus à craindre que les bords de la déchirure de la muqueuse sont plus profondement déchiquetés.

La rupture de l'urèthre dans les cas qui nous occupent siègeant au-dessous de l'aponévrose de Carcassonne, l'infiltration aura lieu dans le périnée d'abord, mais elle pourra envahir de proche en proche les parties voisines, les aines, les cuisses, la paroi abdominale et même l'aisselle comme on a eu l'occasion de l'observer.

Dans les circonstances les plus heureuses lorsque le chirurgien appelé à temps aura pu par son intervention empêcher tous ces accidents immédiats de se produire, la cicatrice rétractile de la muqueuse aura une tendance à diminuer progressivement le calibre du canal de l'urèthre et si le malade peu soucieux de son état, ne veut pas s'astreindre aux prescriptions que nous indiquerons plus loin il sera exposé à toutes les conséquences des coarctations uréthrales.

PRONOSTIC

Après ce que nous venons de dire, on comprend que le pronostic ne doit pas être univoque. D'une façon générale cependant, on peut dire qu'une rupture de l'urèthre doit toujours être considérée comme un accident sérieux et que le pronostic doit être réservé. Même dans les cas légers, il ne faut pas suivant le précepte de M. le professeur Guyon se laisser aller à une fausse sécurité. La transformation des cas légers et moyens en cas graves est facile et fréquente et alors même que l'hémorrhagie, la rétention, l'infiltration d'urine, ou les accidents généraux, septicémie, pyohémie, ne seraient pas venus aggraver l'état du malade il ne faut pas perdre de vue que les rétrécissements cicatriciels en sont souvent la suite. M. le professeur Richet a encore signalé comme conséquence possible l'impossibilité de l'érection.

TRAITEMENT

Le traitement des ruptures de l'urèthre présente des indications spéciales suivant l'intensité des symptômes et la gravité des lésions. C'est au point de vue du traitement que la classification adoptée par MM. Cras et Guyon a le plus d'importance. Elle a permis à ces savants chirurgiens de catégoriser les cas où l'expectation est dangereuse et de tracer une ligne de conduite précise dont on aura rarement l'occasion de s'écarter.

Nous allons donc résumer succinctement les préceptes thérapeutiques qu'ont donné ces savants auteurs et mettant en regard les observations que nous avons recueillies, faire connaître les résultats obtenus.

Cas légers. — « Dans ces cas, dit M. Guyon, la guérison est la règle et le traitement chirurgical n'est pas indiqué primitivement. » On se bornera donc à prescrire le repos et à favoriser la résorption de l'épanchement. Les émollients et les antiphlogistiques seront de mise ; et si les douleurs de la miction sont un peu vives on emploiera avec avantage quelques lavements narcotiques. Mais il faudra surtout, comme le recommande M. Guyon « soumettre de bonne heure les malades à un cathétérisme progressif » destiné à empêcher la rétraction de la cicatrice. Quelques chirurgiens conseillent même d'y recourir dès le début dans le but de prévenir le rétrécissement ultérieur.

L'observation suivante est un bel exemple de la rapidité de la guérison dans ces cas légers.

OBSERVATION I

Rupture de l'urèthre (cas léger). Uréthrorrhagie légère arrêtée par les applications froides. Miction douloureuse au début. Cathétérisme impossible dans les premiers jours. Guérison rapide.

Le N. Mor.., ouvrier chauffeur, a fait une chute sur le périnée à bord du vaisseau le Souverain. Douleur vive au moment de l'accident. Hémorrhagie légère par le canal de l'urèthre.

Le blessé dirigé sur l'hôpital maritime entre à la Clinique chirurgicale le 16 juin 1879.

A son arrivée l'hémorrhagie continue. Léger suintement sanguin au méat. La miction est douloureuse et difficile, le jet est filiforme et les urines contiennent un peu de sang. Tentatives infructueuses de cathétérisme. La sonde est arrêtée vers le milieu de son trajet. Pas d'ecchymose au périnée. Pas de tumeur. La pression au niveau du bulbe est douloureuse. Presc. Repos. Compresses froides sur le périnée.

17 juin. — L'hémorrhagie urèthrale a cessé. La miction est encore douloureuse. Nouvelle tentative infructueuse de cathétérisme. La sonde n'ayant pas pénétré facilement et la miction étant possible on n'insiste pas pour introduire la sonde dans la vessie. Pas de tumeur d'ecchymose au périnée.

Presc. Repos. Cataplasme.

18. — La température est restée normale. La miction n'est plus douloureuse, le jet est plus volumineux la pression du bulbe est moins sensible.

Même prescription.

22. — La miction est normale. La pression au périnée ne détermine plus aucune douleur. Le malade se lève.

28. — Le vaisseau le Souverain devant reprendre la mer. Mor...
demande à sortir pour ne pas être remplacé à son bord. Il obtient son
exeat ; mais on lui recommande, s'il voit son jet d'urine diminuer de
volume de se présenter à la visite et de se faire renvoyer à l'hôpital.

Remarque. — La difficulté du cathétérisme et l'hémorrhagie pourraient faire ranger cette observation dans les cas
de moyenne gravité. Mais l'absence de tumeur périnéale
et la rapidité de la guérison par le repos et les émollients
nous portent à attribuer la difficulté du cathétérisme à un
spasme uréthral et à la rapporter ici.

Cas moyen. — Ici la plupart des auteurs conseillent
d'avoir immédiatement recours au cathétérisme. Les moyens
médicaux compléteront le traitement.

Le cathétérisme dit M. le professeur Guyon « doit être
« pratiqué avec beaucoup de prudence et il fait saigner
« abondamment. De plus si l'instrument abandonne la
« paroi supérieure il risque fort de s'égarer. On n'em-
« ploiera donc pas les instruments droits ». M. Guyon se
sert de préférence d'une bougie armée dont l'extrémité a
été recourbée en permanence à l'aide du collodion. Civiale
Voillemier et M. Richet ont employé des sondes métalliques
à grande courbure et de moyen calibre. M. Cras s'est
servi avec avantage d'une sonde en caoutchouc recourbée
par un mandrin métallique.

Quelque soit le procédé employé pour pratiquer le cathétérisme faut-il laisser la sonde à demeure? Quelques chirurgiens lui reconnaissent de grands avantages. Elle met
un terme aux troubles de la miction et aux angoisses du
malade. Elle permet d'arrêter facilement l'hémorrhagie.

Enfin « elle répond » dit M. Cras « à un précepte capital en chirurgie, l'immobilisation » et favorise la cicatrisation de la plaie en même temps qu'elle dilate le canal et force les bourgeons charnus à se mouler sur elle. Mais elle présente quelque inconvénients. Elle est difficile à maintenir et détermine souvent des accidents d'uréthro-cystite pénibles pour le malade. Le cathétérisme quotidien n'est pas à l'abri de ce dernier inconvénient. Qu'il y ait ou non une sonde à demeure dans la vessie, le cathétérisme ne met pas à l'abri de la suppuration de la poche sanguine et des accidents graves de septicémie qu'elle peut entraîner. Aussi M. Guyon après avoir indiqué les avantages du cathétérisme ajoute-t-il avec raison : « Le chirurgien ne doit pas se laisser aller à une sécurité trompeuse, la transformation des cas moyens en cas graves, est facile et fréquente. »

« Lorsque la plaie uréthrale » dit M. Cras « communi-
« que avec la poche sanguine la suppuration est la règle ;
« il se peut que le pus sorte par le méat sans provoquer
« de réation trop vive ; mais le plus souvent des phénomènes
« graves se développent et l'infection purulente même peut
« être la cause de la non abstention. Aussi quand il y a
« communication possible entre l'urèthre et une tumeur
« appréciable au périnée, il ne faut pas hésiter au premier
« signe d'empâtement inflammatoire à pratiquer l'incision
« périnéale. »

Quelques chirurgiens pour prévenir tout danger d'infiltration d'urine, de suppuration du foyer sanguin et de phénomènes graves de septicémie, recommandent même d'y recourir d'emblée lorsqu'avec une déchirure de l'urèthre indiquée par une hémorrhagie assez abondante, existe un épanchement de sang appréciable par une tumeur au périnée. M. Cras lui-même considère l'opération comme de rigueur lorsque la fluctuation de la tumeur est manifeste. Cette conduite paraît rationnelle en présence du peu de danger de l'opération. Et l'observation suivante montre que l'opération ultérieure ne met pas toujours à l'abri des symptômes graves de pyohémie qui traduisent l'absorption des produits putrides du foyer sanguin enflammé.

Observation II

Chute à califourchon sur le périnée. — Rupture de l'urèthre. — Rétention incomplète d'urine. — Tumeur au périnée.— Cathétérisme, sonde à demeure. — Difficulté de maintenir la sonde. — Cathétérisme impossible au 6e jour. — Uréthrotomie externe. — Mort par infection purulente.

Nicolas Ibriade, matelot grec de la goëlette de commerce « les Deux Sœurs » entre à l'hôpital maritime à Toulon, le 20 juillet 1881 (service de M. le Dr Barthélemy médecin en chef de la marine, professeur de Clinique chirurgicale).

La veille au soir étant occupé à déborder une embarcation il a perdu l'équilibre et est tombé du bastingage de la goëlette. Dans sa chute le périnée a heurté sur la proue de l'embarcation.

Douleur vive au moment de l'accident. Hémorrhagie très abondante par le méat urinaire ; formation d'une petite tumeur au périnée. A son arrivée à l'hôpital, le médecin de garde, puis le médecin résidant essayent d'introduire une sonde dans la vessie. Il leur est impossible de franchir le point déchiré situé environ à 12 centimètres du méat, c'est-à-dire au niveau de la portion bulbaire. Après ces tentatives le malade à la suite de quelques efforts peut évacuer le contenu de sa vessie. L'urine sort en jet mélangé de sang.

Traitement. — Repos, compresses froides sur le périnée.

21 juillet. — L'écoulement sanguin s'est arrêté. Le malade a uriné au réveil. L'urine est teintée de sang. Il se plaint des vives douleurs qu'il a éprouvées pendant la miction. La tumeur périnéale n'a pas augmenté de volume.

On essaye d'introduire une sonde en caoutchouc dans la vessie. On y arrive après quelques tentatives infructueuses qui ont causé de vives douleurs au malade et renouvelé l'hemorrhagie. Le mandrin est retiré et la sonde laissée à demeure.

22. — Nuit bonne. La miction se fait par la sonde. Léger suintement sanguin, entre la sonde et le canal. Pas de changement notable au périnée. Anoréxie. Sensation de pesanteur à l'épigastre. Constipation.

22. — Insomnie. Céphalalgie légère. Douleurs vives à l'hypogastre et à la région rénale. Pas de fièvre. La miction se fait par la sonde. La constipation persiste.

24. — Les douleurs ont été calmées par un lavement laudanisé. Nuit bonne. Pas de fièvre. Miction par la sonde. Encore un peu de suintement sanguin. La constipation persiste. On change la sonde.

Presc. Huile de ricin 30 grs.

Soir. — Le malade n'a pas encore eu de selles, mais sous l'influence d'efforts pour aller à la garde robe la sonde est entièrement sortie du canal quoi qu'elle soit encore maintenue par ses liens. Pres. Lavt. purgatif.

Abondante évacuation alvine par le lavement. La sonde est remise en place dans la soirée.

Pendant les tentatives d'introduction il est sorti de l'urèthre deux caillots sanguins.

Dans la nuit, nouvelle expulsion de la sonde. Le chirurgien de garde appelé immédiatement peut la réintroduire sans trop de difficultés.

25. — Le malade se plaint d'envies fréquentes d'uriner et accuse un point douloureux au dessus de la symphyse du pubis.

Prescr. Inject. d'eau tiède phéniquée dans la vessie.

26. — Même état. Nouvelle injection dans la vessie. On retire la

sonde après l'injection et on voit sourdre au méat un liquide puriforme sanguinolent. Le périnée ne présente rien de particulier. En pressant sur la tumeur on fait écouler une grande quantité de ce liquide. Une heure plus tard on essaye de réintroduire la sonde. Toutes les tentatives restent infructueuses ; on chloroformise le malade et on pratique l'uréthrotomie externe sans conducteur.

Le périnée est incisé sur la ligne médiane couche par couche. Hémorrhagie abondante pendant l'opération. La tumeur incisée et débarrassée du mélange de sang et de pus qu'elle contient, on procède à la recherche du bout postérieur de l'urèthre. Cette recherche est d'abord assez facile. La sonde introduite dans le bout postérieur sort par le périnée lorsque le malade n'étant plus sous l'influence du chloroforme fait un mouvement brusque. La sonde est expulsée et le bout postérieur se rétracte fortement, car on ne le retrouve qu'avec beaucoup de peine après une heure environ de recherches laborieuses. On place une sonde à demeure. On tamponne la plaie avec de la charpie imbibée d'eau de Pagliari. Les cuisses sont maintenues rapprochées.

Soir, injection d'eau phéniquée dans la vessie. Après l'injection le malade reste assez longtemps sans uriner. Après une violente contraction il expulse le liquide par la sonde et le canal de l'urèthre.

27. — Nuit bonne, un peu de fièvre. Légères douleurs abdominales. Temp. 38°2.

28. — La fièvre est tombée. Le malade se plaint de douleurs vives aux mollets. Temp. ax. 37°,5.

On découvre la plaie qui commence à bourgeonner, on enlève la sonde et on laisse le malade uriner par le périnée. Il ne sort pas une goutte d'urine par le méat.

Presc. injection hypodermique de 0,02 de chlorhydrate de morphine.

29. — Frissons violents hier soir à 6 heures. Douleurs vives aux jambes surtout à droite. Le malade indique avec le doigt une ligne douloureuse sur la face interne de la jambe en arrière du tibia. On ne trouve en cet endroit ni empâtement ni œdème ni cordon induré.

Temp. axill. M. 39°,2. Pouls 108
   «   « S. 40. Pouls 120

Presc. thé punché pot. } sulf. de quinine / alcoolature d'aconit.

30. — Violents frissons hier soir et dans la nuit. La langue est sèche noire fuligineuse.

Temp. ax. M. 40°,6   Pouls 128
　　　　　　 S. 40°.　　 «　　 120

Même prescription.

31. — Insomnie. Agitation frissons répétés. Fièvre continue. Les douleurs aux mollets persistent T. ax. 40°,5 pouls 120.

Presc. ut suprà.

A midi sueurs profuses.

A une heure et demi, nouveaux frissons très violents. Abattement profond.

A quatre heures, nouveaux frissons moins violents T. ax. 39°,8.

A neuf heures, délire, soubresauts des tendons.

A minuit, sueur froide visqueuse. L'œil perd sa transparence, la respiration s'embarrasse et le malade succombe à une heure et demie du matin.

L'autopsie n'a pas été faite.

Cas graves. — Ici la temporisation est inutile et dangereuse « le chirurgien le plus timide » dit M. le professeur Guyon est obligé d'agir et d'agir chirurgicalement. Car la rétention d'urine qui est complète ne cède ni à la temporisation ni au traitement médical ni aux tentatives de cathétérisme. » Tous les auteurs sont d'accord à ce sujet mais il existe alors quelques dissidences portant sur le mode d'opération et sur son opportunité. Pour ne parler que des éminents chirurgiens qui ont pris part à la discussion soulevée à la société de chirurgie en 1876.

M. Verneuil emploie l'incision simple du périnée et ne pratique pas le cathétérisme immédiat.

M. Duplay ne fait des incisions que quand il y a infiltration urineuse.

M. Lefort croit que l'on peut dans quelques cas avoir recours au cathétérisme et à la ponction de la vessie.

M. Trélat tout en faisant quelques réserves sur la nécessité de l'incision périnéale reconnaît son innocuité, la rapidité de la cicatrisation de la boutonnière, et la préfère à la ponction de la vessie.

MM. Guyon, Cras et Rochard préconisent l'incision périnéale avec recherche immédiate du bout postérieur et application d'une sonde à demeure. « Seule en effet » dit M. Guyon « cette méthode remplit toutes les indications et met à l'abri des accidents. »

Nous n'avons pas à nous prononcer sur ces différentes méthodes. Celle de MM. Guyon et Cras a donné de si beaux résultats entre les mains de différents chirurgiens et notamment dans notre observation n° III, que nous n'hésiterions pas à lui donner la préférence.

OPÉRATION

Nous considérons trois temps à l'opération : premier temps, incision périnéale ; deuxième temps, recherche du bout postérieur ; troisième temps, passage de la sonde à demeure. Nous dirons ensuite quelques mots du pansement de la plaie et du traitement consécutif.

Premier temps. — Incision périnéale. — Tous les chirurgiens recommandent, le malade étant placé dans la position de la taille, de pratiquer sur la ligne médiane du périnée une incision étendue de la racine]des bourses à 1 ou 2 cent. de l'anus. La peau, le tissf cellulaire sous-cutané, sont divisés couche par couche. On reconnaît l'aponévrose superficielle du périnée qui est restée le plus souvent intacte et que l'on incise sur la ligne médiane dans la même étendue. On pénètre alors dans la poche sanguine, on la débarrasse de ses caillots soit avec le doigt, soit sous un filet d'eau, comme le conseillent quelques auteurs. Lorsque la poche sanguine est ouverte il se produit une abondante hémorrhagie. On l'a notée dans la plupart des observations. Tantôt le sang coule en nappe et il n'y a pas à s'en inquiéter ; tantôt il s'échappe en jet et l'on est obligé de lier ou de tordre les vaisseaux ouverts (observation de Broca, citée dans la thèse du Dr Larmande 1867).

Deuxième temps. — La poche sanguine étant lavée et débarrassée de ses caillots, on introduit une sonde par le méat et on essaye de la pousser dans la vessie, le doigt introduit dans la plaie périnéale remplaçant la paroi inférieure de l'urèthre, comme le conseille M. Cras. Quelquefois, surtout si la paroi supérieure du canal est restée intacte, on pénètre ainsi assez facilement. Dans d'autres cas la recherche du bout postérieur est plus difficile. On peut alors à l'aide d'un stylet ou d'une sonde de femme essayer de pénétrer dans l'orifice postérieur du canal retracté. M. Rouvier professeur à l'école de médecine navale à Toulon conseille au lieu de se servir d'un instrument de procéder à cette recherche avec l'indicateur. Le doigt, dit-il, rencontre une dépression circulaire d'autant plus marquée que la partie saignante du bulbe présente une certaine résistance. Il est alors facile sur le doigt resté en place de conduire une sonde dans la vessie.

Quel que soit le procédé que l'on ait employé si les recherches sont laborieuses, quelques auteurs conseillent d'attendre, d'inviter le malade a faire des efforts pour uriner, de lui faire prendre des boissons chaudes et de pénétrer dans la vessie pendant la miction.

Troisième temps. — Le bout postérieur est retrouvé il faut placer une sonde à demeure dans le canal et la vessie. Plusieurs procédés peuvent être employés.

La sonde introduite dans le bout antérieur peut être poussée vers le bout postérieur dilaté par un stylet (Civiale, Hunter) ou par deux stylets formant une sorte de gouttière dans laquelle glisse l'instrument.

Cusco introduit par le périnée une grosse sonde dans la vessie et à l'aide d'une bougie conductrice pénétrant par le méat et sortant par la boutonnière il engage le pavillon de la grosse sonde dans le bout antérieur du canal, le faisant progresser d'arrière en avant.

Fouchet employait un procédé inverse. Une petite sonde pénétrait dans la vessie, une grosse sonde était introduite dans la portion antérieure du canal et son conduit permettait de faire occuper à la petite sonde toute la longueur de l'urèthre.

M. le professeur Gosselin introduit d'abord une bougie dans la vessie par la plaie périnéale. Au pavillon de celle-ci est fixé un long fil qui est conduit par la lumière d'une grosse sonde jusqu'au méat. Sur ce conducteur il est ensuite facile de pousser une grosse sonde dans le réservoir urinaire. Ce procédé a été employé dans notre observation III par M. Rouvier et a donné de bons résultats.

Tels sont les principaux moyens que le chirurgien pourra employer suivant les circonstances pour placer une sonde à demeure. Si celle-ci fonctionne bien MM. Guyon et Cras conseillent de la laisser en place pendant les quatre ou cinq premiers jours. Cette limite n'est pas absolue. Cela dépend de la tolérance du malade. On peut être obligé de la retirer plus tôt si elle a occasionné des accidents d'uréthro-cystite comme on l'observe quelquefois.

Lorsque la sonde est retirée, le bourgeonnement de la plaie a commencé. M. le Dr Maréchal, médecin principal de la marine a conseillé de recommander aux malades de comprimer à chaque miction les lèvres de la boutonnière périnéale afin d'empêcher l'urine de passer par cette voie. M. le Dr Rouvier a employé ce procédé dans l'observation n° III et semble en avoir retiré de bons résultats.

Qu'on laisse ou non le malade uriner par le périnée, il faut le soumettre de bonne heure à un cathétérisme progressif et quotidien. C'est le seul moyen de se mettre à l'abri du rétrécissement ultérieur.

Le pansement est généralement fort simple. Si l'hémorrhagie ne s'arrête pas après le passage de la sonde, on remplit la plaie périnéale de bourdonnets de charpie imbibés d'eau de Pagliari ou d'alcool. Dans le cas contraire, on la recouvre de quelques compresses trempées dans une solution antiseptique, et maintenues par un bandage en T. Les plaies périnéales se cicatrisent généralement avec rapidité.

Lorsque la miction est rétablie, et la cicatrisation compèle, il faut apprendre au malade à se sonder lui-même et même le soumettre de loin en loin à quelques séances de cathétérisme. Si le blessé soucieux de son état veut s'astreindre à cette pratique, il évitera tous les inconvénients de coarctations uréthrales consécutives.

OBSERVATION III

(Cette observation et la suivante nous ont été communiquée par M. le Dr Rouvier, chirurgien professeur à l'École de médecine navale à Toulon. Nous sommes heureux de pouvoir remercier ici notre savant maître de la bienveillance avec laquelle il les a mises à notre disposition)

Chute à califourchon sur le périnée. Douleur violente au moment de l'accident. Hémorrhagie légère. Rétention complète d'urine. Tumeur volumiseuse au périnée. Tentatives infructueuses de cathétérisme. Urethrotomie externe. Sonde à demeure. Guérison rapide.

Le 28 mai 1879 vers 10 heures du matin, le nommé B.., âgé de 47 ans, n'ayant jamais eu de maladie antérieure, sauf une orchite traumatique il y a dix ans, était monté sur une échelle. Le barreau sur lequel il appuyait les pieds se brise et il tombe à califourchon sur le barreau suivant. Douleur extrêmement violente au moment de l'accident.

Cette douleur se calme assez vite et il peut reprendre son travail. Une heure après environ, B.., éprouva le besoin d'uriner et malgré les plus grands efforts, au milieu d'atroces souffrances, il ne parvient qu'à expulser quelques gouttes de sang. B.., alla se reposer, les douleurs se calmèrent; il voulut ensuite reprendre son ouvrage, mais de nouvelles envies d'uriner ne tardèrent pas à amener de nouvelles douleurs sans que la miction fût possible. Le Dr C.., fut appelé dans l'après-midi, il constata la présence d'une tumeur considérable au périnée. L'écoulement sanguin persistait. Des tentatives de cathétérisme avec des instruments régides d'abord avec des sondes molles ensuite restèrent sans résultats. Les sondes n'arrivaient pas dans là vessie. Elles pénétraient dans une excavation qui, si l'on en jugeait par la partie de l'instrument qui avait pénétré, devait siéger au niveau du bulbe.

A chaque tentative de cathétérisme une quantité de sang assez notable s'écoule par le méat.

Prescription. Sangsues, cataplasmes.

A 7 heures du soir le malade n'avait pas rendu une goutte d'urine. Le Dr C. ., fit appeler en consultation M. le Dr Rouvier. A son arrivée, celui-ci fit une nouvelle tentative de cathétérisme qui amena une abondante évacuation d'urine. La sonde n'avait pourtant pas pénétré dans la vessie. La miction avait dû se faire grâce au déplacement d'un caillot sanguin.

La nature de l'accident, la tumeur périnéale, l'uréthrorrhagie, l'impossibilité du cathétérisme ne pouvaient laisser aucun doute sur le diagnostic, il y avait évidemment rupture de l'urèthre et communication de la cavité avec une vaste poche sanguine. M. Rouvier proposa l'uréthrotomie externe. Mais comme la vessie paraissait vide, il lui parut préférable de remettre au lendemain une opération qui pouvait être longue et qu'un éclairage insuffisant pouvait faire laisser inachevée. Le malade s'en remit à son appréciation.

Prescription. 0,10 extrait d'opium en 2 pilules. Le lendemain aidé de ses confrères les Drs Ercole, Aubert, Cavasse, M. Rouvier procède à l'opération de la façon suivante :

Le malade, anesthésié, est placé dans la position de la taille. Le périnée avait été préalablement rasé. Le chirurgien fait une incision sur la ligne médiane étendue de la racine des bourses à 0,01 centimètre en avant de l'anus. Les couches superficielles incisées, il peut reconnaître l'aponévrose superficielle qui est restée intacte, mais au-dessous de laquelle on sent manifestement une poche fluctuante. Son incision fait pénétrer dans une vaste poche rempli de caillots sanguins et de débris de muqueuse. Cette poche est vidée avec le doigt aussi complètement que possible. Le sang ruisselait de toutes parts. — Une sonde molle percée aux deux bouts introduite par le méat fait voir que le bout antérieur de l'urèthre est entièrement détaché. En nettoyant avec soin la partie la plus profonde de la poche, on trouve en arrière des parties qui saignaient énormément et paraissaient appartenir au bulbe, quelques débris blanchâtres que l'on prend pour des lambeaux de muqueuse et le doigt porté en ce point perçoit la sensation d'une dépression circulaire d'autant plus marquée que la partie saignante offrait une certaine résistance. Le bulbe est abaissé et attiré en bas par une crigne et au lieu même de la dépression sur le doigt resté en place, le chirurgien peut introduire une bougie qui pénètre d'emblée dans la vessie.

Un fil fixé au pavillon de celle-ci est ramené au méat à travers la sonde percée aux deux bouts. Celle-ci ayant ainsi un conducteur est sans difficulté enfoncée dans le réservoir de l'urine.

La plaie est alors soigneusement débarrassée de ses caillots et lavée à l'alcool. Comme l'hémorrhagie ne s'arrête pas, on tamponne le fond de la boutonnière périnéale avec de la charpie imbibée d'alcool et le tout est recouvert d'un pansement coaltaré maintenu par un bandage en T.

Les quatre premiers jours se passent sans accidents. Le malade n'éprouve aucune douleur, l'urination se fait par la sonde. La température reste normale.

3 juin. — Le canal est douloureux. Envies fréquentes d'uriner. Un peu de fièvre temp. ax. 38° Presc. Inject vésicale coaltarée.

4. — Accès de fièvre hier au soir. Douleurs vives. Envies fréquentes d'uriner. On retire la sonde. Le pansement est renouvelé. La plaie a bon aspect. On retire le tampon.

Presc. sulfate de quinine. P^t. coaltaré.

5-6. — Même état. Pas de nouvel accès fébrile.

7. — Envies d'uriner moins fréquentes. L'urine sort par la boutonnière périnéale. Cathétérisme avec le n° 36 de Béniqué et passage d'une sonde molle pour faire un nouvelle injection coaltarée. M. Rouvier recommande au malade de rapprocher avec ses doigts pendant la miction les lèvres de la plaie et le fait d'abord uriner devant lui. Pas une

goutte de liquide ne sort par le périnée. Les bougies Béniqué sont passées tous les jours progressivement jusqu'au n° 48.

15. — Le malade a essayé d'uriner sans maintenir en contact les lèvres de la boutonnière. Pas une goutte d'urine dit-il n'est sortie par la plaie. Celle-ci marche rapidement vers la cicatrisation. Toutefois on engage le malade à ne pas renouveler son expérience.

28. — La plaie est entièrement cicatrisée. Le n° 48 de Béniqné passe facilement. Le malade se lève complètement guéri.

Des bougies molles n° 22 de la filière Charrière sont passées encore deux fois par semaine.

10 juillet. — Les fonctions génitales s'exécutent normalement.

15. — Orchite du côté droit dûe soit au cathétérisme soit au retour des fonctions génitales. La guérison se fait en quelques jours.

Remarque. — Cette observation que nous publions dans tous ses détails présente plusieurs points importants :

La recherche du bout postérieur de l'urèthre avec le doigt.

La facilité du procédé de M. le professeur Gosselin pour introduire la sonde dans le canal et la vessie.

L'application du procédé de M. le Dʳ Maréchal pour empêcher la miction de se faire par le périnée.

Enfin la rapidité de la guérison.

Le malade a été revu en février 1880, il urinait facilement, le jet était de grosseur moyenne. Il avait continué à se passer le n° 22 de la filière Charrière.

Observation IV

Chute sur le périnée. Rupture de l'urèthre. Miction difficile d'abord. Cathétérisme impossible. Rétention complète d'urine au huitième jour. Inflammation de la tumeur périnéale. Uréthrotomie externe. Guérison.

Cout..., ancien chauffeur, 29 ans, entre à l'Hôpital maritime le 11 juin 1879. Il a fait, il y a huit jours une chute sur le couvercle du trou d'homme de la machine du *Sanson*. Perte de connaissance après l'accident et quand le blessé revient à lui, douleur périnéale, tuméfaction notable du périnée, uréthrorrhagie. Rétention d'urine. Transporté chez lui, il fait appeler un médecin civil qui pratique le cathétérisme et amène l'évacuation d'une grande quantité de sang d'abord, d'urine ensuite, sans qu'on puisse savoir si la sonde a pénétré dans la vessie. Quoi qu'il en soit, les tentatives ultérieures sont restées vaines. Le malade a pu cependant uriner avec beaucoup de peine jusqu'au 11 juin, jour où la miction étant devenue impossible et la poche périnéale s'étant enflammée, le malade se décide à entrer à l'hôpital.

A son arrivée, douleurs atroces par la rétention d'urine, la vessie remonte jusqu'à quatre centim. au-dessous de l'ombilic ; tentative infructueuse de cathétérisme faite par le médecin de garde. Ponction capillaire de la vessie qui permet d'extraire un litre environ d'une urine fortement ammoniacale.

Le lendemain, en l'absence de M. le Dr Barthélemy, M. le professeur Rouvier est appelé pour voir le malade. Il constate au périnée, l'existence d'une tumeur volumineuse, rouge, douloureuse, fluctuante. La vessie distendue dépasse le pubis. Rétention d'urine complète. Le malade est anesthésiée et M. Rouvier procède au débridement de la tumeur.

Incision du périnée sur la ligne médiane. On pénètre d'emblée dans une poche d'où sortent de l'urine, du pus et des caillots. La poche nettoyée avec soin permet de constater une déchirure complète du canal de l'urèthre au niveau du bulbe. Recherche du bout postérieur de l'urèthre avec le doigt qui perçoit la sensation très-nette d'une dépression circulaire s'affaissant au milieu de parties plus résistantes. Introduction d'une bougie fine dans la vessie. Passage d'une sonde à bout coupé par le procédé de M. le professeur Gosselin. Pansement antiseptique coaltaré.

13-14-15. — Rien d'anormal. Pas de douleur, pas de fièvre, l'urine coule librement par la sonde. Injection vésicale phéniquée.

18. — Agitation durant la nuit. Les urines sont troubles et contiennent un peu de sang. La sonde est retirée, elle est incrustée de sels à son extrémité vésicale.

19 — Les urines coulent en partie par la sonde, en partie par la plaie. Les lèvres de celle-ci étant rapprochées avec les doigts au moment de la miction, l'urine sort par le méat. Le malade accuse des douleurs hypogastriques assez vives. Tuméfaction et empâtement au niveau du point où la ponction vésicale a été faite.

Passage du n° 39 de Béniqué.

20-25. — Mictions fréquentes, urines troubles. Mêmes douleurs hypogastriques.

26-30. — Amélioration notable. Les mictions sont moins fréquentes, les urines sont limpides et passent presque entièrement par le canal. Les douleurs à l'hypogastre persistent.

1er juillet. — Douleurs hypogastriques plus vives. Tuméfaction, empâtement plus marqués. Légère réaction fébrile. Application d'une traînée de caustique de Vienne sur la tumeur hypogastrique.

3. — Pas de sommeil, fièvre. Vomissements. L'incision de l'eschare donne issue à une grande quantité de pus.

Dès lors amélioration rapide. L'abcès hypogastrique et la plaie périnéale sont cicatrisés le 20 juillet. Cathétérisme tous les deux jours.

Le 27. — Après le cathétérisme qui a été difficile et douloureux légère uréthrorrhagie. La plaie périnéale s'ouvre et laisse suinter un peu d'urine.

Le 14 août. — Le malade sort de l'hôpital. La cicatrisation est

complète, la miction facile. Le n° 45 Béniqué passe facilement, mais
on éprouve un ressaut au niveau de la partie lésée.

Remarque. — La guérison a été rapide quoique l'opération ait été pratiquée tardivement, lorsque la poche sanguine était déjà enflammée.

La ponction de la vessie même avec le trocart capillaire
de l'appareil Dieulafoy a amené la formation d'un abcès
à la région hypogastrique.

Le malade qui ne prend pas le soin de se passer des
sondes est rentré trois fois à l'hôpital pour rétention
d'urine qui a cédé au cathétérisme. Celui-ci est délicat.
On éprouvé toujours un ressaut au niveau du point lésé.

CONCLUSIONS

Dans le cas léger que nous publions, les moyens médicaux ont suffi et la guérison a été rapide.

Dans le cas moyen, la suppuration de la poche sanguine a eu lieu et l'opération ultérieure devenue nécessaire a été suivie de phénomènes de pyohémie qui ont entraîné la mort.

Dans les cas graves, enfin, l'uréthrotomie externe et la sonde à demeure ont mis à l'abri de tous les accidents. La guérison a été rapide et paraît avoir été hâtée par la compression des lèvres de la plaie opératoire pendant les mictions, afin d'empêcher l'urination par le périnée.

Le cathétérisme progressif pendant la cicatrisation de la plaie et le passage de sondes molles après la guérison définitive ont mis le malade à l'abri du rétrécissement cicatriciel de l'urèthre et de ses conséquences.

INDEX BIBLIOGRAPHIQUE

Desault. — OEuvres chirurgicales, t. III.

Chopart. — Traité des maladies des voies urinaires.

Dupuytren. — Leçons orales de clinique chirurgicale.

Velpeau. — De la contusion dans tous les organes (thèse de con-
cours).

Franc. — Observation sur les rétrécissements de l'urèthre par
cause traumatique.

Reybard. — Traité pratique des rétrécissements de l'urèthre.

Demarquay. — Gazette des hôpitaux (1850-1851).

Civiale. — Traité pratique des maladies des organes génito-urinaires.

Vidal de Cassis. — Traité de pathologie externe.

Nélaton. — Pathologie chirurgicale.

Voillemier. — Traité des maladies des voies urinaires.

Thompson. — Traité des maladies des voies urinaires (traduction
française).

Richet. — Leçons cliniques (in journal *l'École de Médecine*).

Notta. — Mémoire à la Société de chirurgie, en 1875.

Cras. — Mémoire à la Société de chirurgie, en 1876.

— — Communication à la Société de chirurgie en 1878.

Guyon. — Rapport sur le mémoire de M. Cras (1876).

— — Leçons cliniques sur les maladies des voies urinaires.

Terrillon. — Des ruptures de l'urèthre (thèse d'agrégation).

— — Leçons de clinique externe.

Thèses Thibault (1863) ; Larmande (1867) ; Grillot (1868) ; Mahéo
(1870) ; Badin (1870) ; Gazaux (1872) ; Manson (1874) ;
Bollard (1875) ; Petit (1877) ; Gayet (1878).

Imp. A. DERENNE, Mayenne. — Paris, boulev. St-Michel, 52.